BEI GRIN MACHT SICH IHR WISSEN BEZAHLT

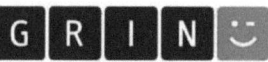

Marktanalyse und Marketingplanung am Beispiel eines fiktiven Fitnessstudios im Premium-Segment

Sebastian Scholz

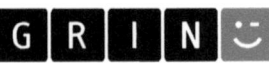

Bibliografische Information der Deutschen Nationalbibliothek:

Die Deutsche Nationalbibliothek verzeichnet diese Publikation in der Deutschen Nationalbibliografie; detaillierte bibliografische Daten sind im Internet über http://dnb.d-nb.de abrufbar.

ISBN: 9783346750266
Dieses Buch ist auch als E-Book erhältlich.

Druck und Bindung: Books on Demand GmbH, Norderstedt Germany
Gedruckt auf säurefreiem Papier aus verantwortungsvollen Quellen

Das vorliegende Werk wurde sorgfältig erarbeitet. Dennoch übernehmen Autoren und Verlag für die Richtigkeit von Angaben, Hinweisen, Links und Ratschlägen sowie eventuelle Druckfehler keine Haftung.

Das Buch bei GRIN: https://www.grin.com/document/1285179

Deutsche Hochschule für
Prävention und Gesundheitsmanagement
Hermann Neuberger Sportschule 3
66123 Saarbrücken

Hausarbeit (kollektive Prüfungsleistung)

Modul	Marketing I
Studiengang	Gesundheitsmanagement
Studienort	Leipzig
Gruppe bzw. zu bearbeitende Stadt	Gruppe Dresden
Unternehmenstyp*	**Fitnessstudio im Premium-Segment**

Inhaltsverzeichnis

1 Marktbeschreibung / -analyse

1.1 Allgemeine Informationen über den Unternehmenstyp

Ziel – und zukunftsorientiert, immer auf dem Sprung. Urban, digitalisiert und immer einen Schritt voraus – der moderne Geschäftsmensch von heute.

Die Hauptzielgruppe des Unternehmens sind berufstätige Personen, insbesondere die Gruppe der Manager und Führungskräfte im Alter von 30 – 55 Jahren, die durch ihren Lebensstil einer hohen Alltagsbelastung, Stress und körperlicher Unausgeglichenheit ausgesetzt sind. Ausgerichtet ist das Angebot für Personen mit einem höheren oder uneingeschränkten Einkommen, welche Wert auf Exklusivität, Privatsphäre, Diskretion, fachlicher Kompetenz, Qualität und Modernität legen.

Dieser Unternehmenstyp im Premiumsegment wird sich durch ein einzigartiges Konzept, speziell zugeschnitten auf den modernen Geschäftsmann, exklusivem Service, Personal Training und einzigartiger Trainingsumgebung mit einladender Businesslounge eindeutig von der dort ansässigen Konkurrenz unterscheiden.

In Sachen Produktpolitik orientiert sich das Unternehmen an einem großen Spektrum hochklassiger Leistungen. So ist der komplette Fitness- und Ausdauerbereich so konzeptioniert, dass ausschließlich an den modernsten Geräten auf dem Fitnessmarkt trainiert wird. Ergänzt wird das Training durch ein digitalgesteuertes Trainingskonzept nach eGym-Philosophie. Um den typischen Gesundheitsproblemen eines Geschäftsmenschen entgegenzuwirken, bietet das Unternehmen einen flexx-Zirkel um auftretende Muskelverkürzungen und Fehlbelastungen von Muskulatur entgegenzuwirken und diese zu verbessern. Natürlich findet das Training unter Leitung eines Personal Trainers statt und wird bewusst individuell geplant. Um unseren Kunden eine optimale Betreuung zu gewährleisten, erfolgt eine umfangreiche Anamnese durch einen mit uns zusammenarbeitenden Sportmediziner im Haus. Weiterhin garantieren wir als Unternehmen, ausschließlich mit qualifizierten und zertifizierten Fachpersonal in den Bereichen Service, Training und Medizin/Therapie zusammen zu arbeiten.
Zusätzlich zur sportlichen Betätigung bieten wir speziell für die Zielgruppe Führungskräfte/Manager einzigartige Konzepte für die Betreuung und Beratung in den Themen Stressbewältigung und Resilienzstärkung durch Psychologen an.
Um eine ständige Erreichbarkeit für unsere Kunden auch außerhalb ihrer Arbeitszeit zu garantieren ist unser gesamtes Studio mit High-Speed-WLAN ausgestattet.

Nach dem Training lädt der weitläufige Umkleidebereich unsere Kunde zum Duschen und Erfrischen ein, dafür stehen in den Umkleiden für jeden Besuch exklusive Pflegeprodukte kostenfrei zur Verfügung. Ein einladendes und stimmiges Interior Design lädt unsere Kunden nach dem Training zum kurzen verweilen oder einem Shake an der eigens dafür konzipierten Business-Lounge mit Bar und Rezeption ein. So kann der moderne Geschäftsmensch unter seine gleichen neuen Kontakte knüpfen, ins Gespräch kommen oder dringende Anrufe oder Mails tätigen.

Im angrenzenden Parkhaus steht unseren Kunden für die Dauer von 3 Stunden ein kostenfreier Parkplatz zur Verfügung.

Eine Master-Mitgliedschaft im renommierten Premiumstudio kostet 100€ monatlich zuzüglich einer einmaligen Aufnahmegebühr von 150€ und hat eine Laufzeit von 12 Monaten. Die Mitgliedschaft bietet den Kunden ein Rund-um-sorglos-Paket inklusive Getränkeflatrate. Zum Abschluss der Mitgliedschaft erhält der Kunde eine persönliche Trainingsflasche und ein edles Handtuch für sein Training bei uns. Zusätzlich bieten wir unseren Neukunden einen „Fitnesspass" an, mit dem jeder einen Freund für eine Woche kostenfrei ins Studio zum Training einladen kann, um so weitere Neukunden zu akquirieren.

Für Geschäftsmänner und -frauen mit kurzer Verweildauer in Dresden und Interesse an einem ungebundenen Training im Studio bieten wir nach Absprache individuelle Angebote, wie Tages – oder Wochenpässe.

Ein einmaliges Probetraining mit Personal Trainer in unserem Unternehmen ist möglich. Alle Leistungen des Premiumstudios werden grundsätzlich nur vor Ort ausgeführt. Bei Interesse ist eine individuelle Lösung für Firmensport im Rahmen der Gesundheitsförderung und Prävention möglich.

1.2 Lage und Standort des Unternehmens

Am linken Elbufer, im Scheitel des Flußbogens gelegen, befindet sich der Standort des Unternehmens, direkt in der historische Altstadt Dresdens. Charakteristisch für die Innere Altstadt sind die imposanten Bauwerke aus Renaissance, Barock und dem 19. Jahrhundert, wie z.B. die Kreuzkirche am Altmarkt oder die Frauenkirche am Neumarkt. Die Straße, die direkt in der „Inneren Altstadt" Dresdens liegt, zählt zu den gesellschaftlich und kulturell gehobenen Bezirken. Angezogen von der attraktiven, historischen Architektur zieht es in diesen Stadtteil die Hoteliers Dresden, wie z.B. Hilton, Kempinski und Steigenberger Hotel. Nachweislich der Stadtteil mit der höchsten Hoteldichte.

Durch die attraktive und zentrale Lage des Stadtteils, sowie einer sehr guten Verkehrs-anbindung durch das öffentlichen Verkehrsmittelnetz und dem PKW, die Ansiedlung etlicher Einzelhändler und Gewerbetreibender, aber auch mittelständiger und großer Bu-sinessfirmen rund um den Alt- und Neumarkt bietet die Dresdner Altstadt damit die per-fekte Grundlage für unser Unternehmen.

Trotz dieser idealen Rahmenbedingungen weißt die „Innere Altstadt" eine verhältnismä-ßig geringe Bevölkerungsdichte mit nur 2066 Einwohner/km² auf, doch dafür einen ho-hen Mietspiegel, welcher damit zu begründen ist, das die Altstadt Dresdens in den Jah-ren des 2. Weltkriegs fast vollständig zerstört und sich beim Wiederaufbau der Stadt fast ausschließlich auf die Schaffung von Einzelhandels- und Gewerbeflächen konzentriert wurde. Der hohe Mitspiegel begünstigt somit die Ansiedlung von Klientel mit einer ho-hen Kaufkraft und hohen finanziellen Mitteln, welches genau der Zielgruppe des Unter-nehmens entspricht.

1.3 Bestimmung von zwei Marktgebieten

Die Abbildung wurde aus urheberrechtlichen Gründen von der Redaktion entfernt.

Abb. 1: Darstellung der Marktgebiete

Marktgebiet 1 (grün) = Anfahrtzeit zur Hauptverkehrszeit 5 - 7 Minuten

Marktgebiet 2 (rot) =Anfahrtszeit zur Hauptverkehrszeit 12 – 15 Minuten

Die Abbildung wurde aus urheberrechtlichen Gründen von der Redaktion entfernt.

Abb. 2: Darstellung der Konkurrenz im Marktgebiet

1.4 Makroumfeldanalyse und Abschätzung des Marktpotenzials

Tab. 1: Kaufkraft, Arbeitslosenquote und Altersverteilung

Kaufkraft	90,1
Arbeitslosenquote	8,4%
Altersverteilung	0 – 14 Jahre 83.500 Einwohner
	15 – 64 Jahre 342.000 Einwohner
	ab 65 Jahren 131.500 Einwohner

Tab. 2: Marktgebiet 1 mit Marktgebiet 2

Marktgebiet 1	
Stadtteil	**Einwohnerzahl**
Friedrichstadt	7.259
Innere Altstadt	1.690
Innere Neustadt	7.191
Johannstadt	24.037
Pirnaische Vorstadt	5.914
Plauen	11.556
Seevorstadt	3.512
Südvorstadt	19.982
Willsdruffer Vorstadt/Seevorstadt West	7.627
Gesamteinwohner Marktgebiet 1:	**88.768**

Marktgebiet 2	
Albertstadt	2859
Äußere Neustadt	17.338
Blasewitz mit Neugruna	10.083
Briesnitz mit Stetzsch, Kemnitz, Leutwitz	10.875
Gorbitz	20.078
Gruna mit Strehlen	13.189
Kleinpestitz/Mockritz mit Kaitz	7.398
Leipziger Vorstadt	12.359
Leubnitz – Neuostra	13.991
Löbtau	28.005
Pieschen	35.213
Radeberger Vorstadt	8.524
Gesamteinwohner Marktgebiet 2: **179.912**	
Gesamteinwohner Marktgebiet 1 und Marktgebiet 2: **268.680**	

Marktpotential Dresden: 12%

Marktgebiet 1:   88.768 Einwohner

Marktgebiet 2 mit Faktor 70%:   125.938 Einwohner

Gesamtmarktpotential = (Marktgebiet 1 + Marktgebiet 2)*0,12 = **25.765 Einwohner**

1.5 Wettbewerbsanalyse

Tab. 3: Wettbewerberanalyse

	John Reed Fitness	Crunch Fit – Dresden
Pro-dukt-poli-tik	Es wird geboten: - Live-Kurse - Cyberobics-Kurse - Kraft- und Ausdauerbereich mit zusätzlichem Frauenbereich	Es wird angeboten: - Kraft - & Ausdauerbereich (Life Fitness, Hammer Strength) mit zusätzlichem Frauenbereich

	- Functional Training - Group Workouts - 6 – 24 Uhr geöffnet - 2x wöchentlich Live-DJ im Studio	- Fitnesskurse mit Live-Instruc-tor - Sauna & Solarium - 2 Stunden kostenlos Parken - Getränkeflatrate - 6 – 24 Uhr geöffnet
Posi-tio-nie-rung	John Reed Fitness Music Club positioniert sich als neuartiger Fitnessclub mit einer Symbiose aus Training, Musik und Design/Interior. Hauptaugenmerk liegt dabei auf der optimalen Musik zum Training. Dieses Konzept wird erweitert durch regelmäßige Live-Acts, Live-DJ´s im Studio und einem John Reed Fitness Radio. Mit der Kombination aus Training und der trendigen Clubatmosphäre wird die Zielgruppe rund um den stil- und fitnessbewussten, sowie musikbegeisterten, jungen Menschen ansprechen.	Crunch Fit sieht sich als Fitnessstudio im Discountersegment, jedoch mit neuen und gehobenen Maßstäben. Durch ein klares Design, modernsten Gerätepark, Entspannung und Regeneration im Wellnessbereich, großem Kursangebot und dem Versprechen von geschultem und fachkundigen Personal, Discountpreisen und einer Ausstattung, die einem Premiumstudio in nichts nachsteht positioniert sich Crunch Fit klar am Fitnessmarkt. Angesprochen wird dabei der sport – und fitnessbewusste Mensch in jedem Alter und jeden Geschlechts.

John Reed Fitness

Stärken: + **Vielfalt an Angebot** (es existiert ein großes Angebot und eine große Vielzahl an Trainingsmöglichkeiten)

+ **Konzentration auf das Training** (es werden reine Trainingsleistungen angeboten und kein zusätzliches Wellnesspaket oder ähnliches)

Schwächen: - **Öffnungszeiten** (John Reed Fitness hat täglich nur von 6 – 24 Uhr geöffnet)

- **Verlust der Qualität** (durch die große Unternehmensgröße und die geringe Trainerbetreuung ist eine Qualitätssicherung kaum möglich)

Crunch Fit – Dresden

Stärken: + **Vielfalt an Angebot** (es existiert ein großes Angebot und eine große Vielzahl an Trainingsmöglichkeiten und einem zusätzlichen Wellnessbereich)

+ **Preis – Leistungs – Verhältnis** (Crunch Fit – Dresden etabliert sich durch neusten Geräten auf dem Fitnessmarkt für einen sehr geringen monatlichen Beitrag)

Schwächen: - **Öffnungszeiten** (Crunch Fit - Dresden hat täglich nur von 6 – 24 Uhr geöffnet)

- **Betreuung im Studio** (durch den geringen monatlichen Beitrag ist keine flächendeckende Trainierbetreuung garantiert)

Mein Unternehmen

Stärken: + **Öffnungszeiten** (das Studio hat Rund-um-die-Uhr-geöffnet und ist ständig von qualifiziertem und zertifiziertem Personal besetzt)

+ **hoher Beratungsstandard** (das Studio bietet seinen Kunden durchgehend qualifiziertes und geschultes Personal und zeichnet sich durch eine sportmedizinische Voruntersuchung aus)

Schwächen: - **Mitgliedsbeitrag** (das Studio liegt im üblichen Schnitt über den Studiopreisen in Dresden, jedoch ist ein solches Unternehmen in Dresden bis jetzt nicht angesiedelt)

2 Marketingplanung

2.1 Budgetplanung

Tab. 4: Übersicht Marketingkosten

Marketingkosten	60€/Neukunde
geplante Mitglieder im 1. Geschäftsjahr	1200 Mitglieder

Marketingkosten pro Neukunden* geplanten Mitgliedern im 1. Geschäftsjahr

60 €   *   1200 Mitglieder

=   **72.000 Euro Jahresmarketingbudget**

2.2 Kommunikationspolitik

Für meine erste Vermarktungskampagne für mein Unternehmen habe ich mich für folgende Instrumente der Kommunikationspolitik entschieden:

* Online Marketing, spezieller das Social-Media-Marketing und
* der Verkaufsförderung
* Werbung (vorgegeben)

Meine Entscheidung für das Social-Media-Marketing begründe ich mit der voranschreitenden Digitalisierung in Deutschland. Die digitale Entwicklung der letzten Jahre, die breite Nutzung des Internets, sowohl die steigende Kommunikation via Internet stellt eine neuartige Dimension in Sachen Marketing für die Unternehmen dar. Unternehmen müssen aus diesem Grund Online-Erfolgsstrategien entwickeln um eine Chance im digitalen Zeitalter zu erhalten, denn die Zahl der internetfähigen Produkte und damit auch die Zahl derer, die es nutzen steigt unermüdlich.

Häufig reichen zum Marktstart eines Unternehmens nicht die kommunikationspolitischen Instrumente aus um bestimmte Marketingziele zu erreichen. Aus diesem Grund bedienen sich viele Unternehmen daher zusätzlicher absatzfördernder Methoden, wie z.B. der Verkaufsförderung. Bei einer Verkaufsförderung, so wie Nieschlag et. al (2002, S. 992) beschreibt, handelt es sich um Aktionen, die den Absatz kurzfristig und unmittelbar stimulieren sollen.

Ich habe mich für eine Verkaufsförderung im Rahmen der Kontrahierungspolitik entschieden, da durch die Schaffung eines Angebots oder Rabattierung ein weiterer Anreiz für den Kaufwunsch des Interessenten bis hin zum Abschluss einer Mitgliedschaft geschaffen wird.

Tab. 5: Aktionsbeschreibung

Aktionsnummer	1
Aktionstitel	Aktion zur Mitgliedergewinnung „Early – Bird – Ticket"
Aktionszeitraum	2 Monate vor Marktstart/Eröffnung des Unternehmens 01.11.2018 – 31.12.2018

Verantwortlicher		Studioleiter (= Aktionsleiter) und einem ausgewählten Mitarbeiter (Assistenten)

Aktionsbeschreibung (Inhalte und Ziel)

Die Aktion „Early – Bird – Ticket" wird getreu dem Motto „Der frühe Vogel fängt den Wurm" vermarktet. Gerade vor Beginn einer Studioeröffnung ist es wichtig interessierte Kunden vom neuen Angebot auf dem Markt zu überzeugen und dies kann erfolgreich durch ein spezielles Frühstarterangebot angekurbelt werden. Zum Ende und Beginn eines Jahres hin liegen zusätzlich noch die guten Vorsätze der Interessen hoch und begünstigen einen potentiellen Abschluss einer Mitgliedschaft. Aus diesem Grund wird zum Abschluss der Mastermitgliedschaft zur Eröffnung des Studios und einen Monat danach auf die komplette Aufnahmegebühr verzichtet, wodurch man den Interessenten anhand eines attraktiven Angebots einnimmt.

Zusätzlich dazu wird auf der Internetpräsenz des top Magazin Dresdens eine Internetanzeige im Zeitraum vom 01.12. – 31.12.2018 geschaltet sein, sowie auf LinkedIn um zielgruppeneffektiv zu werben und unterschiedliche Kanäle zu bedienen.

Organisationsplanung

Zeitraum	Planung	Verantwortlicher	Kosten
01.11.2018 – 14.11.2018	top Magazin Dresden kontaktieren ➔ Anzeige, Internetanzeige und Tip-on-Cards aufgeben Erscheinungsdatum: 01.12.2018	Aktionsleiter mit Assistenten	halbseitige Anzeige (218 x 143 mm) für einen Monat 5.810,30€
01.11.2018 - 10.11.2018	Kreativagentur mit Gestaltung der Anzeige und Tip-on-Cards beauftragen ➔ fertige Anzeige zum Druck an top Magazin weiterleiten	Aktionsleiter mit Assistenten	300€ für Entwürfe und Endgestaltung der Anzeige

15.11.2018 – 30.11.2018	Sächsische Zeitung kontaktieren → Auftrag für Einleger und Tip-on-Cards (Early-Bird-Tickets) aufgeben	Aktionsleiter mit Assistenten	Druck Tip-on-Cards (Flyeralarm): 990€/10.000 Stück Druck Einleger (Flyeralarm): 880€/10.000 Stück Veröffentlichung Sächsische Zeitung: 3.100€
ab 01.12.2018	Tip-on-Cards an ausgewählte Hotels und Firmen im Marktgebiet ausgeben	Assistenten	88€/1000 Stück
ab 01.12.2018	Kontakt zu LinkedIn aufnehmen → Internetanzeige in Auftrag geben		kostenlose Plattform
Überprüfen des Aktionserfolgs		Messbarkeit des Erfolgs: • über rückläufige Early-Bird-Tickets und Tip-on-Cards • über getätigte LinkedIn Klicks auf der Homepage • über die Zahl der abgeschlossenen Mitgliedschaften im 1. Monat nach der Studioeröffnung	

2.3 Werbeplanung

Tab. 6: Übersicht Werbemittel mit Werbeträger

Werbemittel	Werbeträger
Anzeige	Lifestylemagazin „top Magazin Dresden"
Ich habe mich für eine Anzeige im Magazin „top Magazin Dresden" entschieden, da diese ein etabliertes Lifestylemagazin ist, konzipiert für alle, die die Exklusivität schätzen und in hochwertiger Form das Neuste aus Gesellschaft und Wirtschaft, Gesundheit und Freizeit u.v.m. erfahren wollen. Durch einen selektiven Vertrieb erreicht das Magazin eine große Reichweite mit geringem Streuverlust. Darüber hinaus wird eine gehobene Zielgruppe, besonders „Meinungsmacher" und „Multiplikatoren", über VIP-Mailings zusätzlich persönlich angesprochen. Dieses Magazin spricht exakt die Hauptzielgruppe des Unternehmens an, denn 63% der Leser arbeiten in einer leitenden Tätigkeit oder sind Selbstständige und 37% der Leser weisen ein Netto-Haushalteinkommen von 5000 – 8000€ nach. Die Verweildauer der Anzeige ist auf einen Monat (01.12.2018 – 31.12.2018) festgelegt.	
Werbemittel	Werbeträger
Einleger und Tip-on-Cards „Early-Bird-Ticket"	Zeitung (Sächsische Zeitung Dresden)
Als 2. Werbemittel habe ich mich für einen Flyer/Einleger in der „Sächsischen Zeitung" entschieden, da die SZ eine große regionale Reichweite mit geringem Streuverlust mit einer Auflage von 9.959 (davon 9.666 Exemplare verkauft) nachweist. Einleger und Tip-on-Cards sind im Vergleich zu einer längerfristig angesetzten Anzeige in einer regionalen Zeitung deutlich günstiger und erreichen dieselbe Anzahl Leser. Zudem werden Tip-on-Cards marketingstrategisch günstig auf dem Titelblatt der Zeitung platziert, wodurch mehr Aufmerksamkeit des Lesers erzeugt wird.	
Werbemittel	Werbeträger
Internetanzeige	„LinkedIn" und Internetpräsenz „top Magazin Dresden"
In der Altersgruppe von 30 – 55 Jahren sind nicht mehr alle potentiellen Kunden interessiert Anzeigen in einer Zeitung oder Magazin zu lesen, sondern sind digital aufgestellt und bekommen all ihre wichtigen Informationen aus dem Web auf ihr Smartphone oder Laptop. Aus diesem Grund habe ich mich für eine Internetanzeige gezielt auf dem Kanal „LinkedIn" und dem „top Magazin Dresden" entschieden. Auf beiden	

Kanälen sind hauptsächlich User im mittleren Alter mit einer gehobeneren oder selbstständigen Tätigkeit und einem hohen Nettohaushaltseinkommen.

2.4 Kostenkalkulation / Budgetvergleich bei der Werbeplanung

Tab. 7: Kostenkalkulation

Kostenkalkulation Werbemaßnahmen	
Anzeige im „top Magazin Dresden" (halbseitige Anzeige im Format: 218x143mm)	5810€
Einleger Druckkosten	990€
Tip-on-Card Druckkosten	888€
Verteilung der Einleger in der „Sächsische Zeitung"	3100€
Kreativagentur (Entwurf Anzeige)	300€
Personalkosten	85€
Gesamtkosten	**11.173,30€**
errechnete Marketingkosten	**14.400€**

Bei der Budgetkontrolle zur Kostenkalkulation der Werbemaßnahmen ist zu verzeichnen, dass die geplanten Kosten von 14.400€ mit 3320€ zu hoch angesetzt wurden und die Gesamtkosten für die Werbemaßnahmen bei 11.173,30€ liegen. Anhand der positiven Budgetplanung sehe ich für die Kostenkalkulation keinerlei Optimierungsmöglichkeiten, da die hier eingesparten Marketingkosten an anderer Stelle wiedereingesetzt werden können oder als Puffer für später geplante Marketingmaßnahmen genutzt werden können.

2.5 Synergieeffekte im Rahmen der Kommunikationspolitik

Anhand meines speziellen und strategischen Marketingkonzepts, welches sich an eine einkommensstarke und auserlesene Zielgruppe richtet, welche Wert auf Exklusivität und Diskretion legt, sehe ich eine starke Diskrepanz in der Zusammenarbeit mit Unternehmenstypen im geringeren Preissegment oder anderer Ausrichtung.

3 Abschlussstatement

Tab. 8: Chancen-Risiko-Auswertung

Unternehmens-typ	Chancen und Risiken	
Fitness-Studio im Premiumsegment	• keine gleichwertige Konkurrenz im Marktgebiet • exakt auf die Hauptzielgruppe abgestimmtes, individuelles Trainingsangebot • exakt auf die Hauptzielgruppe abgestimmtes Marketing • passendes Umgebungspotential: Hauptzielgruppe vor Ort ansässig, sehr gute Verkehrsanbindung, • Rund-um-die-Uhr-Service, somit flexible Trainingszeiten für alle Arbeitszeiten • Hauptfokus auf fachkundigem und qualifiziertem Personal mit Berufs- und/oder Studienabschluss	• nicht ausreichender Mitgliederzuwachs, da Hauptzielgruppe des Studios zu genau definiert ist
Fitness-Studio im Discount-Segment	• Studiopreis ist dem Umgebungspotential angepasst (das bedeutet: in der Umgebung herrscht eine geminderte Kaufkraft, da nur Studenten und Personen aus mittleren Einkommensschichten angesiedelt sind) • Preis-Differenzierung durch angepasste Rabatte (Studenten- und Rentnertarife)	• Angebot hebt sich nicht vom marktüblichen Studio im Discount-Segment ab

Damenfitness-Studio	• Physiotherapie begünstigt Abschluss einer Mitgliedschaft nach vorangeganger erfolgreicher Therapie • Frauen bleiben unter sich, daher geringere Hemmschwelle für Training • umfassendes Angebot für ein Frauenstudio • gutes Umgebungspotential mit viel Laufkundschaft	• nicht ausreichender Mitgliederzuwachs, da die Zielgruppe zu genau definiert ist
Gesundheitsstudio	• Physiotherapie begünstigt Abschluss einer Mitgliedschaft nach vorangeganger erfolgreicher Therapie • Angebot orientiert sich präventiv, als auch rehabilitativ • Fokus auf Fachpersonal mit Trainerlizenz	• nicht ausreichender Mitgliederzuwachs, da im Marktgebiet bereits Konkurrenz mit ähnlicher Zielgruppe und Angebot positioniert ist • zu hohe Aufnahmegebühr • bei kurzer Laufzeit zu höher Studiobeitrag
EMS-Studio	• Alleinstellungsmerkmal: - EMS auf BGM-Basis - Indoor & Outdoor-EMS - Betreuungsschlüssel 1:1 oder 1:2 • gute Verkehrsanbindung im Marktgebiet	• zu geringes Trainingsangebot im Gegensatz zu Studios im Marktgebiet mit anderer Ausrichtung

Eine Aussicht auf die größten Erfolgschancen und eine Etablierung am Dresdner Fitnessmarkt schreibe ich dem Fitnessstudio im Premiumsegment zu, da das gesamte Studio – und Marketingkonzept ineinander stimmig ist und sich deutlich vom Angebot, der dort

16

ansässigen Unternehmen abhebt. Im Marktgebiet gab es bis dato keine vergleichbare Marktpositionierung im Premiumsegment, obwohl das vorhandene Umgebungspotential dieses zugelassen hätte. Durch eine gezielte Vermarktungskampagne im Marktgebiet ist davon auszugehen, dass die gewünschte Zielgruppe angesprochen wird und die geplante Mitgliederzahl für das nächste Geschäftsjahr erreicht wird.

4 Literaturverzeichnis

Landeshauptstadt Dresden, Kommunale Statistikstelle (2012): *Stadtteilkatalog 2012*

topmagazin National (2018): Mediadaten 2018. Formate, Preise, Technische Daten. On-line verfügbar unter: file:///C:/Users/Trixi/Desktop/Mediadaten%20top%20 20Magazin.pdf

Nieschlag, Robert; Dichtl, Erwin;Hörschgen, Hans (2002): Marketing, 19., überarbeitete und ergänzte Auflage. Berlin: Duncker und Humblot.

Mertens, Kai (2009). In: Kai Mertens und Holger Kohl (Hg.): Benchmarking. Leitfaden für den Vergleich mit den Besten. 2., überarbeitete Auflage Düsseldorf: Sympo-sion.

DDV Mediengruppe (2017): Preisliste Nr. 19a Nielsen VII. Online vrfügbar unter: https://www.sz-online.de/anzeigen/mediadaten-ddv-mediengruppe

Schlaffke, W. & Plünnecke, A. (2018). Studienbrief Marketing I. Saarbrücken: Deutsche Hochschule für Prävention und Gesundheitsmanagement.

Schlaffke, W. & Plünnecke, A. (2018). Studienbrief Service- und Beratungsmanagement. Saarbrücken: Deutsche Hochschule für Prävention und Gesundheitsmanagement.

5 Abbildungs- und Tabellenverzeichnis

5.1 Abbildungsverzeichnis

5.2 Tabellenverzeichnis

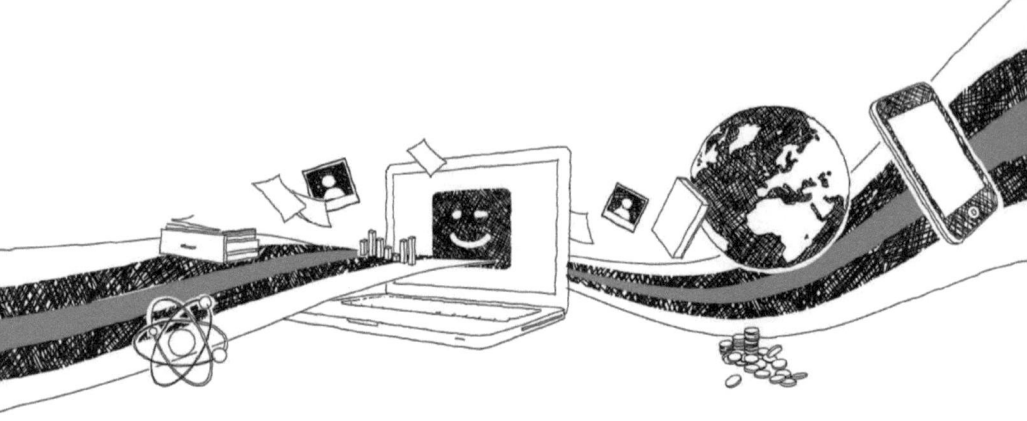